OBSERVATION ET REMARQUES

SUR LA

RUPTURE DE L'ANKYLOSE

DE LA HANCHE

OBSERVATION ET REMARQUES

SUR LA

RUPTURE DE L'ANKYLOSE

DE LA HANCHE

PAR

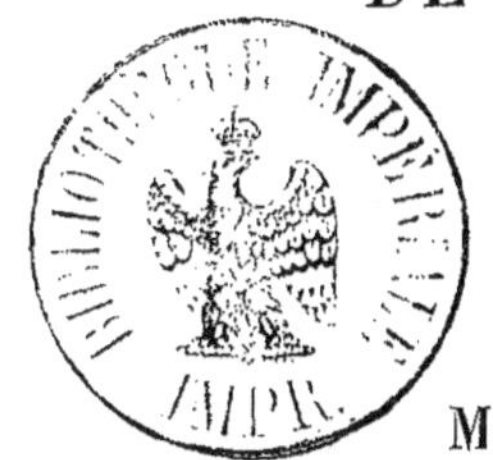

M. F. BARRIER,

Professeur de clinique chirurgicale à l'École de médecine de Lyon.

LYON

IMPRIMERIE D'AIMÉ VINGTRINIER,

QUAI SAINT-ANTOINE, 35.

1859.

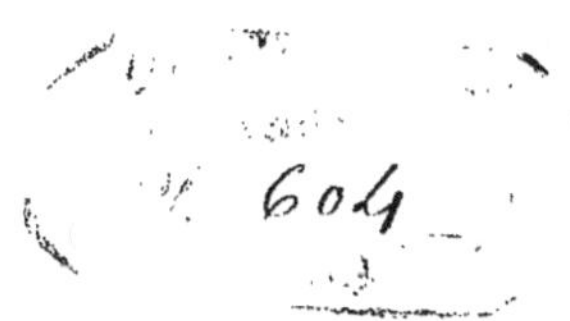

OBSERVATION ET REMARQUES

SUR LA

RUPTURE DE L'ANKYLOSE

DE LA HANCHE [1]

La maladie qui a reçu le nom assez impropre de *coxalgie*, et qui généralement appartient à la classe des arthrites ou des tumeurs blanches, s'accompagne presque constamment, souvent même dès le début, d'une position vicieuse qui finit par devenir permanente, et qui contribue pour une large part aux conséquences fâcheuses de l'affection. Résultat du mode de décubitus que le malade choisit instinctivement pour diminuer ou prévenir la douleur, de la rétraction musculaire et des adhérences fibreuses qui s'établissent sous l'influence d'un travail inflammatoire, l'ankylose est en vain combattue par les topiques, les douches, les mouvements artificiels suivant la méthode ordinaire. Il faut, pour en triompher, recourir à des manœuvres plus ou moins violentes, quelquefois même à la ténotomie. L'opération est singulièrement facilitée par l'anesthésie artificielle, à tel point qu'elle serait presque impossible sans ce secours ; et enfin, pour en assurer le succès définitif, le bandage inamovible, les gouttières, et

[1] Ce travail a été lu, le 2 mai 1859, à la Société impériale de médecine de Lyon.

plus tard, les appareils à tuteurs pour la marche sont indispensables.

Tels sont les principes généraux formulés par le professeur Bonnet, principes qu'il a exposés dans plusieurs publications, qu'il abordait toujours avec une prédilection marquée, et qui faisaient partie des travaux considérables et fructueux auxquels il s'était livré sur les maladies articulaires.

Les chirurgiens de Lyon, qui ont vu plus d'une fois M. Bonnet appliquer sa méthode, ou qui l'ont eux-mêmes mise en pratique, ne la laisseront pas tomber dans l'oubli. Si, du vivant de son auteur, elle a été l'objet de quelques critiques, si elle n'a pas encore été appréciée à sa juste valeur, si elle a pu être tour à tour trop vantée ou trop attaquée, c'est qu'il en est ainsi de toutes les inventions à leur origine et que rarement la critique est du premier coup impartiale et désintéressée. Ce qui reste à faire, c'est de produire encore des faits bien observés, d'apporter des témoignages consciencieux ; en un mot, de procéder à une vérification nécessaire pour vulgariser la pratique d'une opération qui commence à peine à franchir le champ de l'école lyonnaise. L'idée de concourir à ce but s'est présentée à moi comme un tribut à offrir à la science, mais aussi et surtout comme un devoir à remplir, comme un hommage à rendre à la mémoire d'un maître si digne de notre respect et de nos regrets.

Observation. — Affection de la hanche droite, datant de six ans, avec nécrose de la partie supérieure du fémur, ayant donné lieu à de nombreux abcès, à l'élimination de plusieurs esquilles et, finalement, à une ankylose coxo-fémorale dans une position très-vicieuse ; rupture de l'ankylose opérée avec succès.

Le 23 novembre 1858, je fus appelé auprès de la petite fille de Madame K..., de Moscou, pour donner mon avis sur l'état de cette enfant, en consultation avec M. le docteur Vidal, d'Aix (Savoie), en ce moment à Lyon, et M. le docteur Philipeaux. Il s'agissait d'une ankylose de la hanche droite, pour laquelle le professeur Bonnet, consulté quelque temps auparavant, avait conseillé le redressement de l'articulation. *La maladie qui devait nous enlever cet éminent chirurgien s'était déclarée depuis huit jours et ne laissait plus d'espoir. Je fus, par conséquent, mis en demeure par la famille et par les honorables confrères qui m'avaient convoqué, de dire, après avoir examiné la malade, si je partageais l'opinion de M. Bonnet et si je me chargerais de l'opération qu'il avait conseillée.

Voici ce que j'appris sur les antécédents :

N... K... est dans sa neuvième année ; elle est d'un tempérament très-lymphatique, petite de taille, d'un teint blanc et rose, d'un embonpoint satisfaisant. Sa maladie a commencé dans le cours de sa troisième année. Sans cause occasionnelle connue, l'inflammation s'est emparée de la hanche droite ; des abcès nombreux se sont développés successivement dans le voisinage de l'articulation, en avant et en arrière du grand trochanter, ainsi qu'en dehors de la cuisse. Ces abcès se sont ouverts, sont restés longtemps fistuleux et ont donné issue à plusieurs esquilles d'un petit volume. La maladie a été combattue par tous les moyens locaux et généraux usités en pareilles circonstances. Les toniques, les amers, l'huile de foie de morue et autres anti-scrofuleux ont été employés d'une manière presque incessante. Les nombreux médecins que Madame K... a consultés en Russie et en Allemagne ont tous insisté sur ces médicaments et sur les prescriptions hygiéniques utiles en pareil cas. Quant au traitement local, il suffit de dire que les topiques les plus variés ont été adaptés aux diverses phases que l'affection a parcourues, et qu'à plusieurs reprises on a appliqué des cautères à la périphérie de la jointure ; le bandage amidonné a été aussi mis en usage plus d'une fois ; mais les moyens propres à prévenir une position vicieuse paraissent avoir été omis ou négligés, ou peut-être rendus impossibles par des circonstances ignorées. Depuis un an la plupart des fistules sont guéries ; les douleurs se sont éteintes, mais la marche est restée impossible par suite de l'ankylose qui s'est établie, et qui s'accompagne d'une déformation et d'un raccourcissement du membre tels, que le pied ne peut atteindre le sol. La petite malade ne peut se déplacer qu'à l'aide de deux béquilles.

La malade étant couchée sur un lit et découverte, nous reconnaissons du premier coup d'œil que la hanche droite est déformée, très-saillante en dehors, l'épine iliaque de ce côté beaucoup plus haute que celle du côté gauche, le membre droit plus court (en apparence au moins), la cuisse notablement fléchie sur le bassin et dans une très-forte adduction, enfin l'abdomen proéminent et la colonne lombaire tellement cambrée par une extension forcée, qu'il y a un grand vide entre elle et le plan du lit.

Tous les mouvements imprimés à la cuisse se transmettent au bassin, soit qu'on fléchisse ou qu'on étende le membre, soit qu'on tente de le porter dans l'abduction ou d'augmenter l'adduction qui existe déjà. En un mot, l'articulation coxo-fémorale est évidemment immobile. Les régions antérieure, externe et postérieure de la hanche sont parsemées de cicatrices, la plupart profondes, adhérentes au fémur dans le voisinage du grand trochanter ; une fistule qui fournit très-peu de pus existe encore à la partie antérieure et externe de la cuisse.

Tous ces signes suffisent pour caractériser la maladie, mais il est utile de les préciser d'avantage et d'examiner jusqu'à quel degré les conditions anatomiques du membre ont été modifiées, altérées, et ses fonctions compromises.

Quant au raccourcissement, si on en jugeait d'après l'apparence, il serait considérable, et ferait croire que la tête du fémur est sortie de la cavité cotyloïde pour remonter dans la fosse iliaque. En effet, les deux membres étant rapprochés l'un de l'autre, et se touchant par en bas, le talon droit n'atteint que la partie inférieure du mollet

gauche et reste plus élevé que le talon gauche de onze
centimètres. Une partie de cette différence peut être attri-
buée à ce que la cuisse droite reste, malgré des efforts
d'extension , fléchie sur le bassin, le jarret un peu éloi-
gné du plan du lit, et par conséquent le genou fléchi. En
plaçant le membre gauche dans une position aussi analo-
gue que possible sous le rapport de la flexion, le talon droit
arrive au niveau de la base de la malléole interne gauche,
et la différence se réduit ainsi à cinq ou six centimètres.
Mais ce n'est pas tout. Comme le membre malade est dans
une très-forte adduction qui ne peut être détruite, la mensuration comparée des deux membres donnerait des résultats fort infidèles, si on laissait le membre droit dans
l'abduction où il est repoussé par le gauche. On est obligé,
pour donner aux deux membres une position semblable,
de les croiser en X, en faisant passer l'une au devant de
l'autre, de telle manière que l'axe du corps partant du milieu
des clavicules, passant par l'ombilic et le milieu du pubis,
aille tomber à égale distance des deux malléoles externes.
Dans cette position, on constate un résultat que l'expérience de tous les jours rend familier aux chirurgiens
attentifs, mais qui étonne au premier abord, c'est que la
distance de l'épine iliaque droite à la malléole externe
correspondante est à très-peu près égale à celle qui sé-
pare l'épine gauche de la malléole externe du même côté.
Une mensuration faite avec soin dans ces conditions,
montre un raccourcissement du côté droit qui est à peine
de deux à trois centimètres. Il reste enfin à établir si ce
raccourcissement, qu'on peut considérer comme réel, a
sa cause dans une modification pathologique de la hanche droite, ou dans l'arrêt de développement du membre,
qui d'ailleurs est manifeste à en juger par le volume de la
cuisse et de la jambe sensiblement inférieur à celui du
membre gauche. Pour reconnaître si le squelette du membre malade est atrophié en longueur, nous mesurons à
droite et gauche la ligne qui s'étend du sommet du grand
trochanter au bord supérieur de la rotule, et nous trouvons

que cette ligne est d'un centimètre et demi moins longue
à droite; puis nous mesurons aussi, des deux côtés, la distance qui s'étend de l'angle supérieur et interne de la rotule, au sommet de la malléole interne, et nous constatons
qu'elle est d'un centimètre moindre à droite qu'à gauche.
Ces deux résultats additionnés montrent que le squelette
du membre droit est d'environ deux centimètres et demi
moins long que celui du membre gauche, et cette différence,
due à l'arrêt de développement, étant à peu près la même
que celle que j'ai indiquée plus haut dans la distance des
épines iliaques à leurs malléolles, respectivement corres-
pondantes, il faut en conclure que le raccourcissement,
soit apparent, soit réel, n'est pas dû à la luxation en haut
et en dehors de la tête fémorale. D'ailleurs, si cette luxation existait, elle s'accompagnerait d'un signe qui n'existe
pas; le grand trochanter serait plus élevé, plus rapproché
de la crête iliaque; c'est le contraire que l'on peut reconnaître. Enfin, peut-on admettre que la tête du fémur, sans
se luxer, se soit élevée en glissant sur le ségment supérieur
du sourcil cotyloïdien déprimé, et en quelque sorte dé-
truit par suite de la maladie qui amène, comme on le sait,
assez souvent l'agrandissement par en haut de la cavité
cotyloïde? Cette condition pathologique peut à la rigueur
exister : mais elle ne contribue certainement que pour
quelques millimètres au raccourcissement réel que nous
avons reconnu.

Le raccourcissement de onze centimètres noté plus haut
est donc seulement apparent presque en totalité; il est dû
à la flexion de la cuisse sur le bassin, et à ce que le membre
malade situé, comme nous l'avons dit, dans une très-forte
adduction, ne peut rester à peu près parallèle au membre
sain, qu'en faisant basculer le bassin, dont le côté droit est
beaucoup plus élevé que le gauche : différence facile à
reconnaître en examinant la position relative des épines et
celle des crêtes iliaques. Il faut enfin remarquer que le décubitus dorsal ne donne pas une idée exacte de ce raccourcissement ; car cette position dans laquelle la petite malade

donne spontanément à la colonne lombaire une cambrure considérable masque en grande partie la flexion de la cuisse sur le bassin. Pour bien juger du degré de cette flexion, il faut élever le genou, pour que le bassin, basculant en arrière, entraîne la colonne lombaire, et la mette en contact avec le plan du lit. Dans cette position, l'axe du fémur doit se rapprocher de la verticale, et fait avec le plan du lit, ou ce qui est la même chose, avec le plan antérieur du bassin, un angle ouvert en avant d'environ 105 à 110 degrés. Dans cette situation, le talon droit vient se placer au-dessous de la partie moyenne du mollet, et le raccourcissement apparent du membre est alors de 17 à 18 centimètres.

Outre la flexion et l'adduction, la cuisse présente encore un peu de rotation en dedans. La région trochantérienne est plus saillante qu'à l'ordinaire ; cette saillie est due à la position du membre, et au volume de l'os qui est manifestement hypertrophié à ce niveau, par suite de la carie et de la nécrose dont il a été affecté. On y voit les cicatrices de sept fistules fermées depuis plus ou moins longtemps, desquelles trois sont adhérentes à l'os ; un ulcère fistuleux est encore ouvert sur la région antérieure de la cuisse, un peu au-dessus de sa partie moyenne. Elle fournit peu de pus, et le stylet qu'on y introduit ne va pas jusqu'à l'os. La pression et les mouvements ne déterminent aucune douleur dans le voisinage de l'articulation. Ces mouvements d'ailleurs sont tous de totalité ; l'os iliaque suit exactement tous ceux qu'on imprime au fémur, avec lequel il paraît entièrement soudé, et forme un levier coudé et inflexible. Quant aux fonctions du membre, la station est presque impossible, le pied droit atteignant à peine le sol par sa pointe, et la malade, ne pouvant se tenir que sur le membre gauche, perd bientôt l'équilibre si elle n'a pas de point d'appui. La marche est encore plus impossible. Si elle a lieu sans béquilles, la claudication est énorme, et la petite fille est menacée à chaque pas de tomber. Enfin, outre la difformité de la hanche proprement dite et du membre, il faut encore noter la saillie énorme de l'abdomen en avant, la cambrure profonde des lombes et des courbures de compensation sur le rachis dans le sens antéro-postérieur et latéral.

Le diagnostic que nous portâmes ensemble, les docteurs Vidal, Philipeaux et moi, conforme à celui qu'avait déjà formulé M. Bonnet, fut le suivant :

Coxalgie et affection organique du fémur que l'on peut considérer comme guéries, mais ayant amené une ankylose avec difformité, et privation presque complète des usages du membre ; doute sur la question de savoir si l'ankylose est osseuse ou seulement due aux parties molles ; nécessité de recourir à l'éthérisation pour résoudre la question ; indication de rompre l'ankylose si elle n'est pas jugée osseuse, et de placer le membre dans une position favorable à la station et à la marche.

Notre manière de voir ayant été communiquée à la famille, il fut convenu que la petite malade serait éthérisée le lendemain. C'est ce qui fut fait, et quand la résolution musculaire fut bien complète, nous reconnûmes qu'il existait quelques mouvements très-peu étendus, mais suffisants pour écarter l'idée d'une fusion entre les surfaces articulaires. L'opération était donc possible, mais elle fut remise pour quelques jours.

Il me restait toutefois quelques craintes relatives à la maladie de l'os. Cette affection était-elle bien guérie ? Le tissu osseux n'était-il pas ramolli ou raréfié, et résisterait-il aux manœuvres d'une certaine violence qu'il faudrait exercer ? Je trouvai dans l'ancienneté de cette maladie qui avait dû être une carie au commencement, mais qui plus tard avait présenté les caractères de la nécrose, et dans l'hypertrophie osseuse qu'elle avait laissée à sa suite, des garanties suffisantes pour oser entreprendre cette opération, évidemment très-hardie, peut-être même téméraire, et j'étais encouragé à la tenter par l'opinion favorable du professeur Bonnet, qui l'aurait exécutée sans la maladie dont il devait si prochainement mourir.

L'opération était d'ailleurs vivement désirée par la mère qui comprenait bien qu'en raison de la position du membre, les rapports sexuels devaient être un jour impossibles pour sa fille, qui ne pourrait par conséquent ni se marier ni avoir des enfants. Enfin, outre les inconvénients actuels relatifs à la station et à la marche, il y en avait un autre fort désagréable, c'était que la petite malade ne pouvait excréter l'urine sans se servir d'un urinal d'une forme particulière, qui ne pouvait même être placé qu'en écartant fortement la cuisse gauche. Sans ces précautions, la cuisse était abondamment mouillée par l'urine. Madame K... avait en vain contre cet état fâcheux invoqué les lumières des chirurgiens qu'elle avait en grand nombre consultés en Russie et en Allemagne. On lui avait donné l'espoir de trouver à Lyon, et spécialement auprès de M. Bonnet, des ressources de guérison qu'elle n'avait pu rencontrer ailleurs. Une dernière déception lui eut été cruelle, et elle insistait pour qu'elle lui fût épargnée.

L'opération fut pratiquée le 5 décembre. Je fus particulièrement secondé par le docteur Philipeaux et heureusement assisté par le docteur Vidal, d'Aix, le docteur Achille Dron, mon chef de clinique, le docteur Félix Bron, mon secrétaire particulier, et par M. Blanc, mécanicien, qui avait préparé tous les appareils nécessaires. M. Ferrand, pharmacien, fut chargé d'endormir la malade avec l'éther.

Quand la malade, bien endormie, eut été placée sur l'étau immobilisateur du bassin, j'exerçai sur la cuisse des mouvements de va-et-vient, de haut en bas, et de bas en haut, comme pour déprendre la tête du fémur du fond de la cavité cotyloïde, en y employant une force graduellement croissante ; ces mouvements n'eurent d'abord aucun effet sensible ; j'essayai des mouvements alternatifs de flexion et d'extension, mais ceux-ci avec beaucoup plus de ménagements que les premiers. Mes efforts furent inutiles. Après 12 à 15 minutes, je n'avais rien obtenu que des mouvements très-obscurs, suffisants pour nous confirmer dans l'opinion que l'ankylose n'était pas osseuse, mais

n'ayant aucune influence sur la position du membre.
Eprouvant un peu de fatigue, je cédai le membre au docteur Philipeaux, qui pendant une dizaine de minutes fit
les mêmes manœuvres sans plus de succès. Je recom-
mençai alors de nouveaux efforts et j'obtins un peu d'as-
souplissement dans le sens antéro-postérieur ; mais
voyant que dans tous les mouvements tentés jusqu'à ce
moment, le bassin éludait en grande partie l'action de
l'appareil immobilisateur et les mains des aides qui cher-
chaient à le fixer, je résolus d'agir dans le sens de l'abduction. J'y mis une certaine force, et tout à coup un vio-
lent craquement se fit entendre, dont tous les assistants
tressaillirent, craignant une fracture du col fémoral. Pour
moi cette crainte ne dura pas une seconde ; je compris
presque aussitôt qu'il n'y avait eu qu'une forte adhérence
rompue. Je continuai les mouvements alternatifs d'adduction et d'abduction, puis ceux de flexion et d'extension,
puis des mouvements de va-et-vient dans le sens vertical,
puis enfin des mouvements de rotation et de circumduction.
L'étendue de ces mouvements s'accrut graduellement.
Je me fis remplacer de nouveau par M. Philipeaux, puis
je repris le membre, et à la fin des manœuvres qui en
tout avaient duré près d'une heure, je pus donner au
membre sa position normale, c'est-à-dire faire disparaître
la flexion et l'adduction, la cambrure des lombes, la saillie
de l'abdomen et le raccourcissement du membre. Les
épines iliaques étant sur le même niveau par rapport à
l'axe du tronc, et les deux membres étendus parallèlement,
le droit ne présentait plus que deux centimètres de raccourcissement. Un bandage amidonné fut placé par M. Blanc
autour du membre et du bassin ; par dessus, des attelles
en grillage flexible furent assujéties par des bandes ; nous
fîmes alors un dernier effort d'extension pour donner
au bandage et aux attelles la forme définitive qu'ils devaient garder, et l'enfant fut placé dans une grande gouttière. Je dois ajouter que pendant les manœuvres, la tête
du fémur, sans doute dépolie et rugueuse, causait un

bruit de frottement très marqué pour la main et pour l'oreille, mais qui ne s'accompagnait pas sensiblement de déplacement de haut en bas, d'où l'on put conclure que la cavité cotyloïde n'était pas notablement agrandie par l'usure de son bord supérieur.

Les suites de cette opération, qui avait duré près d'une heure et demie, furent heureuses mais pénibles pendant les premiers jours. La pression de l'étau, le frottement des sous-cuisses, avaient contus la peau dans plusieurs points et même excorié le pli de l'aine.

Il se fit des ecchymoses dans une grande étendue, à la périphérie du bassin ; la grande lèvre droite se tuméfia énormément et devint noirâtre ; le gonflement s'étant propagé vers le ventre et vers les fesses, on fut obligé le lendemain d'échancrer le bandage amidonné sur quelques points, d'y faire une fenêtre au niveau de la fistule purulente. On trouva sur ces parties mises à nu une teinte érysipélateuse qui, le jour suivant, gagna l'ombilic et la moitié gauche de la paroi antérieure de l'abdomen. Mais le mal s'arrêta là. La réaction générale fut modérée. Les docteurs Vidal et Philipeaux qui entourèrent la malade de soins aussi éclairés que dévoués, eurent recours à des laxatifs, à des boissons acidules gazeuses, à des onctions avec la pommade au précipité blanc, et à la poudre de riz sur les rougeurs érysipélateuses. Les accidents furent calmés en cinq à six jours. L'appareil et la position furent très-bien supportés par la malade qui reprit bientôt sa gaîté, l'appétit et le sommeil. Au moyen de la fenêtre pratiquée au bandage, on fit un pansement simple à la fistule qui se mit à suppurer un peu plus abondamment qu'avant. Nous arrivâmes ainsi au 12 décembre. A partir de ce jour nous ne fîmes que maintenir la malade dans sa gouttière. J'ai omis de dire qu'un peu d'incontinence d'urine était survenue après l'opération. De temps en temps, le jour comme la nuit, la malade perdait sans s'en-apercevoir une partie de ses urines. Ce léger accident disparut après une quinzaine de jours. Le 20 décembre je fis enlever le ban--

dage et nous reconnûmes, le docteur Philipeaux et moi, que le membre avait en grande partie, mais non complètement conservé la bonne position que nous lui avions donnée, et qu'il faudrait probablement faire encore quelques manœuvres. Mais il y avait encore trop de sensibilité dans les muscles et dans l'articulation, et nous dûmes ajourner une nouvelle tentative ; en attendant, la malade fut replacée et assujétie dans sa gouttière.

Le 30 décembre, l'état de la malade était très-satisfaisant, et l'ayant anesthésiée, nous fîmes une seconde séance de manœuvres analogues à celles de la première, avec cette différence qu'en très-peu d'instants l'articulation fut complètement assouplie, et tous les mouvements furent portés un peu au-delà de la limite qu'il avait été impossible de dépasser la première fois. Une extension suffisante fut complètement obtenue ; quant à l'adduction nous ne nous contentâmes pas de la faire disparaître, nous voulûmes la remplacer par un certain degré d'abduction et nous dirons tout à l'heure pourquoi. Ce double résultat fut maintenu par le bandage amidonné.

Les suites de cette seconde opération furent plus bénignes que celles de la première. Le gonflement et la douleur furent moindres et de courte durée. Toutefois il y avait, le surlendemain, des vomissements nerveux que j'attribuai à l'éthérisation, et qui ne cédèrent qu'assez lentement aux boissons acidules, à la potion anti-émétique de Rivière, à l'eau de Saint-Galmier, et surtout à l'ingestion de la glace. Il y eut aussi, comme précédemment, pendant une dizaine de jours, une incontinence incomplète d'urine que j'attribuai également à l'influence de l'éthérisation. Cependant, pour le dire en passant, cette explication n'est peut-être pas la meilleure qu'on puisse donner de ce fait singulier. On sait que dans certaines affections traumatiques de la hanche on observe la rétention d'urine. Il n'est pas impossible que les connexions sympathiques de l'articulation coxo-fémorale avec la vessie que l'on invoque pour expliquer la rétention d'urine, soient aussi le point de départ d'une incontinence dans certains cas.

Le 15 janvier, le bandage amidonné fut complètement enlevé, et l'on put définitivement juger les résultats de l'opération. La malade étant couchée sur une table, on voit les deux membres également étendus ; les vertèbres lombaires touchent le plan de la table, l'abdomen n'est pas du tout proéminent ; les deux épines iliaques étant placées sur le même niveau, on reconnaît que l'axe du tronc passe à 8 ou 10 centimètres en dedans du pied droit, que par conséquent un certain degré d'abduction a remplacé l'ancienne adduction, et, comme il y a immobilité dans la hanche droite, on ne peut rapprocher les pieds l'un de l'autre qu'en produisant l'adduction du membre gauche. Ainsi rapprochés, les deux pieds sont sur le même niveau. Mais on reconnaît en même temps que l'épine iliaque droite est plus basse que la gauche, ce qui prouve que la longueur absolue du membre droit est inférieure à celle du gauche, différence entièrement due à la brièveté par atrophie du fémur et du tibia arrêtés dans leur développement par la maladie. C'est ici que paraît l'avantage d'avoir placé le membre plus court dans l'abduction, qui en forçant le bassin à s'incliner de son côté, a produit une espèce d'allongement factice. La malade étant mise debout, la longueur apparente des deux membres est à peu près la même, et l'on voit qu'avec une chaussure d'un centimètre à peine plus épaisse du côté droit que du côté gauche, la claudication devra tout à fait disparaître ; c'est sous ce rapport que, dans des cas de ce genre, le succès de l'opération donne le plus de résultats satisfaisants, c'est-à-dire que la station debout et la marche sont redevenues possibles et faciles. Quant à la station assise, elle est difficile ; la malade ne peut s'asseoir que sur le bord d'une chaise, à cause de l'impossibilité de fléchir le fémur sur le bassin. L'ankylose très-vicieuse qui existait avant l'opération est remplacée maintenant par une nouvelle ankylose dans laquelle on a donné aux os la meilleure situation possible, mais cette situation est fixe, et les mouvements sont redevenus impossibles.

On devait se demander, s'il ne fallait pas tenter de les rétablir par la méthode des mouvements artificiels secondés par des douches et autres moyens résolutifs ; à cette question nous avons répondu par la négative sans hésitation. Les désordres pathologiques avaient été portés trop loin pour qu'on pût espérer un meilleur résultat, et l'expérience a démontré déjà bien souvent, que même dans des cas plus favorables, on ne réussit presque jamais à rétablir une certaine mobilité dans l'articulation.

Quelques mots suffisent maintenant pour achever le récit de cette observation. Pour maintenir les avantages obtenus, il n'y avait plus qu'à continuer le décubitus dans une gouttière pendant la nuit, et à fournir pour la station et la marche pendant le jour, un appui rendu nécessaire encore par la faiblesse et la sensibilité de l'articulation et des muscles. Le tuteur double décrit par M. Bonnet et fabriqué par M. Blanc fut placé ; secondée, en outre, par des béquilles, la petite malade commença à se promener dans la chambre. Vers la fin du mois de janvier, elle pouvait se soutenir sans ses béquilles, reprenait ses forces à vue d'œil, et s'acheminait ainsi vers une guérison aussi complète que la nature des choses le comporte. Au commencement de février, madame K... a emmené sa fille dans le midi, partageant sa reconnaissance entre le chirurgien qui avait le premier conseillé l'opération et celui qui, s'étant chargé de l'exécuter, pouvait ainsi se féliciter de n'avoir pas reculé devant le legs d'une responsabilité aussi périlleuse qu'honorable.

Les détails dans lesquels je suis entré, en exposant ce fait, et les remarques que j'ai faites dans le cours de ce récit, me dispensent d'en faire l'objet d'un long commentaire ; mais je dois encore insister sur quelques points.

L'ankylose dans ce cas était maintenue par des adhérences fibreuses, et par la rétraction des muscles. Il a été heureusement possible de vaincre ces deux résistances par des manœuvres mécaniques. Les adhérences se sont déchirées et les muscles se sont graduellement laissé distendre et allonger. La ténotomie n'a pas été nécessaire, et j'estime qu'il est très-avantageux de s'en passer, quand on le peut. C'est presque toujours à la suite des sections tendineuses ou musculaires, quoiqu'elles soient exécutées suivant la méthode sous-cutanée, que surviennent des inflammations suppuratives. Si dans les cas de ténotomie, on n'exerçait aucune autre manœuvre violente, l'innocuité de cette opération serait probablement aussi constante que dans tant d'autres circonstances, mais les efforts nécessaires pour opérer le redressement immédiat favorisent, sans aucun doute, les épanchements sanguins et l'inflammation. Dans ces cas, suivant moi, il y aurait lieu de faire l'opération en trois temps, et à des intervalles suffisants. Dans la première séance on ne prolongerait les manœuvres que jusqu'au point où leur insuffisance, devenue évidente, réclamerait la ténotomie. Après un intervalle de huit ou quinze jours environ, ténotomie sans aucune manœuvre. Enfin, après un nouveau délai convenable, dernières manœuvres pour achever le redressement.

J'ai une autre remarque à émettre au sujet des adhérences fibreuses. Une fois rompues, elles permettent, si de leur côté les muscles ne s'y opposent pas, de replacer les leviers articulaires dans de meilleurs rapports ; mais elles ont une grande tendance à se reformer et à reproduire l'ankylose, même dans la plupart des cas où l'on veut s'y opposer par la méthode des mouvements artificiels. Or, il y a une heureuse compensation à cet inconvénient, c'est que cette nouvelle ankylose annule l'action des muscles dont la rétraction tend aussi à revenir et pourrait, sans la résistance des adhérences, reproduire la mauvaise situation de l'ankylose primitive. Les chirurgiens savent combien il est difficile de lutter contre cette rétraction des muscles, surtout lorsqu'elle est la cause principale, pour ne pas dire unique, de l'ankylose, et dans des cas qui, au premier abord très simples et en apparence peu graves, sont peut-être de tous les plus rebelles à une thérapeutique vraiment et définitivement efficace.

J'ai déjà fait comprendre dans le cours de l'observation, dans quel but j'avais donné au membre redressé un certain degré d'abduction. On a vu que l'inclinaison du bassin qui en est la conséquence a pu, par l'abaissement de l'épine iliaque et l'allongement apparent du membre, corriger le raccourcissement réel dû à l'atrophie du squelette. Je n'hésite pas à ériger cette manière de faire en précepte pour les cas analogues, et je ne sache pas que cette indication ait été nettement formulée par M. Bonnet. On s'était contenté jusqu'à présent de considérer un faible degré d'abduction comme préférable à la position moyenne vraie dans laquelle l'axe du corps prolongé est tangent à la malléole interne. En effet, une faible abduction favorise la solidité de la station verticale et de la marche, ainsi que l'accomplissement des fonctions de miction et de génération.

Je me borne à ces remarques sur le fait dont je viens de vous entretenir. Dans une de nos prochaines séances, j'aurai l'honneur de vous communiquer l'observation d'un autre cas d'ankylose coxo-fémorale, présentant des caractères différents de ceux du fait que je viens de raconter, et, comme ces deux observations résument assez bien l'histoire des deux variétés principales de la maladie, et l'indication de la marche à suivre pour le traitement, suivant ces différences, je me permettrai de vous soumettre quelques propositions générales, moins comme conclusions de ces deux observations, que comme expression de l'ensemble des faits qui sont à ma connaissance.

Je ne terminerai pas toutefois cette lecture sans remercier notre collègue le docteur Philipeaux de sa coopération au traitement de notre malade, et des notes qu'il a bien voulu me communiquer pour la rédaction de mon observation.